Kein Reichtum ist mehr wert
als die Gesundheit
und kein Glück größer
als ein fröhliches Herz.

Bibel: Sirach; 30, 16

Lasset kein faul Geschwätz
aus Eurem Munde gehen,
sondern was nützlich
zur Besserung ist...

Bibel: Epheser; 4, 29

Gelassenheit, Zuversicht und Humor
verwandeln große Sorgen in kleine,
kleine in winzige und die winzigen
lösen sich schließlich in Luft auf.

Jochen Mariss (1955),
Autor und Fotograf

„Die Natur ist die beste Apotheke."
Sebastian Kneipp (1821–1897), bayerischer
römisch-katholischer Priester und Naturheilkundler

Knoblauchwasser
als natürlicher Impfstoff
und einige andere Rezepte

Schuchrat Chalilov, Arzt aus Taschkent und Kandidat der medizinischen Wissenschaften stellte – basierend auf den Werken von Chaitov und Pinegin, die eines der ersten Lehrbücher über Immunologie geschrieben haben – fest, dass gewöhnlicher Knoblauch das Virus tötet.

Zunächst – was muss getan werden:

Eine geschälte Knoblauchzehe quer zerteilen. Am Morgen gießen wir einen Liter Wasser bei Raumtemperatur in einen Porzellanteekanne. Am Abend trinken wir 2/3 Glas dieses Wassers. Jeden Tag muss diese Prozedur wiederholt werden. In einem Monat bildet sich eine spezifische Immunität gegen COVID.

80 Prozent des menschlichen Immunsystems ist im Dünndarm in Form von Lymphoidgewebe konzentriert. Dieses Gewebe produziert Abwehrstoffe und Immunglobuline. Diese werden durch den Körper

getragen und stärken die Immunität aller Gewebe, einschließlich des Lungengewebes.

Wenn Sie Knoblauchwasser trinken, gelangt es sofort in den Dünndarm und beginnt die COVID-Viren zu töten. Infolgedessen bleibt das lymphatische Gewebe intakt und verhindert, dass die Lunge betroffen wird. Und geschwächter oder unter dem Einfluss von Knoblauchwasser getöteter Virus ist nichts anderes als ein natürlicher Impfstoff.

4 Tipps für ein starkes Immunsystem

Mit gesunder Ernährung und Gelassenheit gegen das Coronavirus – das ist das Motto des Nährstoffexperten Dr. Wolfgang Feil. Damit das Immunsystem Viren und Co auch gut abwehren kann, helfen vier einfache Ernährungstipps.

Ingwer hat hohes antivirales Potenzial. Als Tee kann er einfach zubereitet werden.

Viele fürchten sich vor einer Ansteckung mit dem Coronavirus. Nährstoffexperte Dr. Wolfgang Feil rät zum Aufbau des Immunsystems mit vier einfachen Maßnahmen:

1. Stabilisierung des Darms

80 Prozent des Immunsystems sitzen im Darm. Bei Virusbelastungen ist es deshalb wichtig, den Darm fit zu machen. Speziell Laktobakterien sind hier sinnvoll, denn sie verhindern den Übertritt von Krankheitserregern ins

Körperinnere. Laktobakterien finden sich vor allem in fermentiertem Gemüse wie z.B. Sauerkraut. Gleichzeitig sollte die Aufnahme von Gluten reduziert werden.

2. Ingwer gegen Viren

Ingwer hat ein hohes antivirales Potenzial. Die Ingwerwirkstoffe Gingerol, Shogaol und Zingeron hemmen die Vermehrung des Virus im Körper und verringern das Risiko eines Virus-Eintritts in die Körperzellen. Zur Immunabwehr empfiehlt Dr. Feil täglich 50 Gramm frischen Ingwer oder einen bis zwei Teelöffel Ingwerkonzentrat.

3. Das Nährstofftrio

Zink, Selen und Mangan aktivieren die Killerzellen des Immunsystems und wirken stark antiviral. Wer sich angeschlagen fühlt, sollte deshalb 60 Milligramm Zink täglich zu sich nehmen. Da diese Menge über zinkreiche Lebensmittel wie Leber, Linsen oder Erbsen nicht zu erreichen ist, empfiehlt Feil entsprechende Nährstoffpräparate.

Selen ist Bestandteil des stärksten körpereigenen Antioxidans und schützt wichtige Strukturen im Körper. Da Deutschland ein Selenmangel-Gebiet ist, empfiehlt Feil in Phasen hoher Viren- und Bakterienbelastung täglich 150 bis 200 Mikrogramm Selen aufzunehmen. Diese Menge steckt zum Beispiel in 25 Gramm Kokosraspeln.

Mangan schützt die Kraftwerke der Zellen: Sind die sogenannten Mitochondrien vital, ist das Immunsystem deutlich stärker. Ein Manganmangel ist gleichbedeutend mit einer Immunschwäche und verminderter Antikörperbildung. Bei erhöhter Virenbelastung empfiehlt Dr. Feil täglich 10 Milligramm Mangan zu sich zu nehmen. Diese Menge steckt zum Beispiel in 150 Gramm Haferflocken mit 50 Gramm Haselnüssen.

4. Keine Angst vor dem Virus

Panikmache sowie Stress schwächen das Immunsystem. Daher hilft eine gute Portion Gelassenheit in dieser Situation. Zusätzlich könnte die Vitamin-D-Aufnahme auf mindestens 4000 Internationale Einheiten pro Tag erhöht werden. Vitamin D wirkt gleich doppelt: Es stärkt die Psyche und das Immunsystem.

Andere natürliche gesundheitstärkende Mittel:
○ Nelken – regelmäßig eine Nelkenknospe kauen; Nelken sind ein starkes Antiseptikum;
○ Zitronensaft – jedes Virus stirbt an der Wirkung der Säure;
○ Aromaöle – ätherische Öle von Eukalyptus, Nelken, Zitrone, Teebaum, Geranie und Minze haben antiseptische und tonisierende Eigenschaften;
○ Kurkuma mit Wasser oder Milch;
○ Und viel Sonne tanken!!!

(https://www.hcm-magazin.de/coronavirus-ab-wehren-4-tipps-fuer-ein-starkes-immunsystem/150/33820/399628)

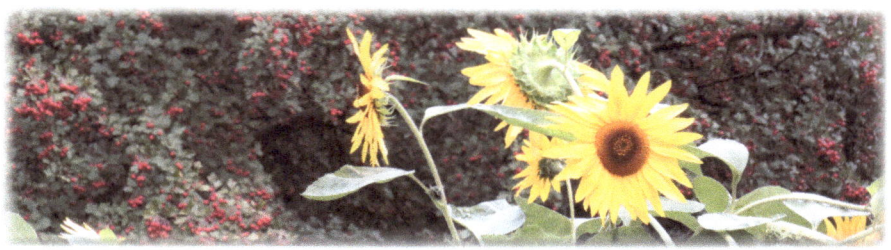

Atmen Sie richtig!

Die richtige Atmung ist der Schlüssel für jeden; besonders für diejenigen, die ihr Gewicht und ihren Cholesterinspiegel überwachen.

Die meisten Menschen machen einen Fehler beim Atmen, wenn sie sie den Bauch beim Einatmen reinziehen und beim Ausatmen die Bauchdecke ausbauchen.

Die richtige Atemtechnik setzt das Aufwölben der Bauchdecke beim Einatmen und das Zurückziehen des Bauches beim Ausatmen.

Tun Sie dies so langsam wie möglich. Versuchen Sie im Alltag immer, auf diese Weise zu atmen.

Wohltuende Atmung beim Gehen

Wohltuende Atmung kann unterwegs im Freien trainiert werden.

Diese Methode stärkt Lunge und Herz, lindert Schwäche und schützt vor Tuberkulose, Pleuritis, Asthma und Grippe.

Nehmen Sie einen langsamen, sanften, tiefen Atemzug im gleichen Rhythmus mit 4 Schritten und atmen Sie dann die Luft ohne Pause während der 6 Schritte aus.

Wenn es einfach erscheint, können Sie während der 5 Schritten einatmen und während der 7 Schritten ausatmen.

Die Reden des Freundlichen sind Honigseim,
trösten die Seele und erfrischen die Gebeine.

Bibel: Sprüche; 16, 24.

Wer nicht jeden Tag etwas
für seine Gesundheit aufbringt,
muss eines Tages sehr viel Zeit
für die Krankheit opfern.

Sebastian Kneipp (1821–1897), bayerischer
römisch-katholischer Priester und Naturheilkundler)

Die besten Ärzte der Welt sind:
Dr. Ruhe, Dr. Diät und Dr. Frölichkeit.

Jonathan Swift (1667–1745),
irischer Schriftsteller

Hoffnung und Freude sind die besten Ärzte.

Wilhelm Raabe (1831–1910),
deutscher Schriftsteller

Denn wer leben will und gute Tage sehen,
der schweige seine Zunge,
daß sie nichts Böses rede, und seine Lippen,
dass nicht trügen. Er wende sich vom Bösen
und tue Gutes;
er suche Frieden und jage ihm nach.

Bibel: 1 Petrus; 3, 10-11.

Anstrengungen machen gesund und stark.

Martin Luther (1483–1546)

Der Mann, der zu beschäftigt ist,
sich um seine Gesundheit zu kümmern,
ist wie ein Handwerker, der keine Zeit hat,
seine Werkzeuge zu pflegen.

Spruch aus Spanien

„Die Unsauberkeit ist eine Visitenkarte
der anklopfenden Krankheit."

Carl Ludwig Schleich (1859–1922),
deutscher Arzt, Erfinder der Anästhesie und Schriftsteller

Wie wird dieses Virus verbreitet...
oder mit Schuhen im Einkaufswagen

Natürlich hat dieses COVID-virale Thema, das die Menschheit seit schon fast zwei Jahren mit unzähligen Berichten über neue „Covid-Wellen" und Rekordzahlen von Infektionen und Todesfällen in verschiedenen Ländern begleitet, bereits alle Erkrankten, Nicht-Erkrankten, Genesenen, Geimpften und Nicht-Geimpften auf die Spitze getrieben...

Hals über Kopf beeilen sich Labors, Impfstoffe zu entwickeln, und Beamte, unter Androhung von Geldstrafen, erinnern Menschen an die Einhaltung der Entfernung und das Tragen von Masken...

Es ist möglich, all diese vernünftigen und nicht sehr vernünftigen Maßnahmen

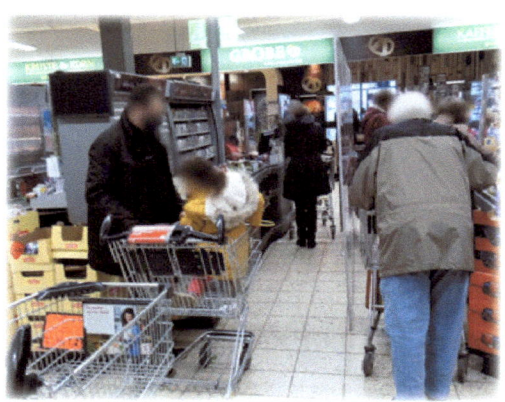

aufzulisten. Aber aus irgendeinem Grund bemerkt (oder will es nicht bemerken?..) kaum jemand die Nichteinhaltung der grundlegenden Hygieneregeln.

Ein sehr kleines Beispiel ist in diesen beiden Fotos.

Man kann sagen, dass dies Kleinigkeiten sind: Sie setzen die Kinder in einen Einkaufswagen – und es ist bequem für einen Erwachsenen: Einkäufe zu machen, und ein Kind hat viel Spaß beim Fahren durch den Markt...
Solche Szenen sind täglich in allen Supermärkten zu beobachten.

Bei derartigen „unterhaltsamen" Ausflügen durch die Märkte schnappt sich mit elterlicher Zustimmung (oder ohne) ein 2-3-6-jähriger/-e Passagier/-in Waren von Regalen und legt einige davon in den Einkaufswagen neben seine Schuhe, die fünf Minuten zuvor in schmutzigen Pfützen traten...

Sowohl die Eltern als auch die Filialmitarbeiter reagieren sehr merkwürdig auf Kommentare zu diesem Thema: Eltern fragen bestenfalls verwirrt, was los ist, oder zucken einfach unzufrieden mit den Schultern; und Filialmitarbeiter machen nur gelegentlich wirklich eine Bemerkung und wenden häufiger ihre Augen ab, als ob es in keiner Weise auf sie zutrifft...

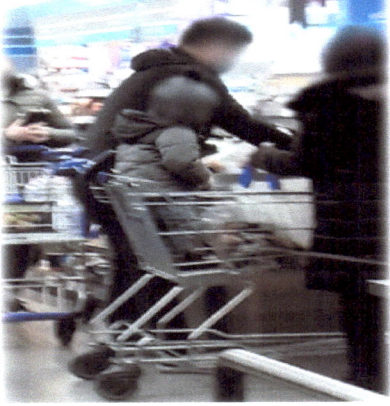

Gleichzeitig sorgen die in Supermärkten ausgehängten Anzeigen darüber, dass jeder Käufer einen Einkaufswagen benutzen muss, für Unverständnis.

Obwohl es schwer ist sich vorzustellen, welche Horden von Viren, Bakterien und anderen Infektionen auf den Oberflächen solcher Wagen zu finden sind!

Wie kann man das alles nennen?.. Universeller Analphabetismus? Ein Rollback auf das vorletzte Jahrhundert oder gar ins Mittelalter?

Und wann werden Menschen auf solche elementaren Dinge achten?

Es ist wahrscheinlich an der Zeit, Geschäfte zu ermutigen, Anzeigen wie *„Legen Sie Brot und Butter nicht neben die schmutzigen Schuhe Ihrer Kinder!"* zu veröffentlichen.

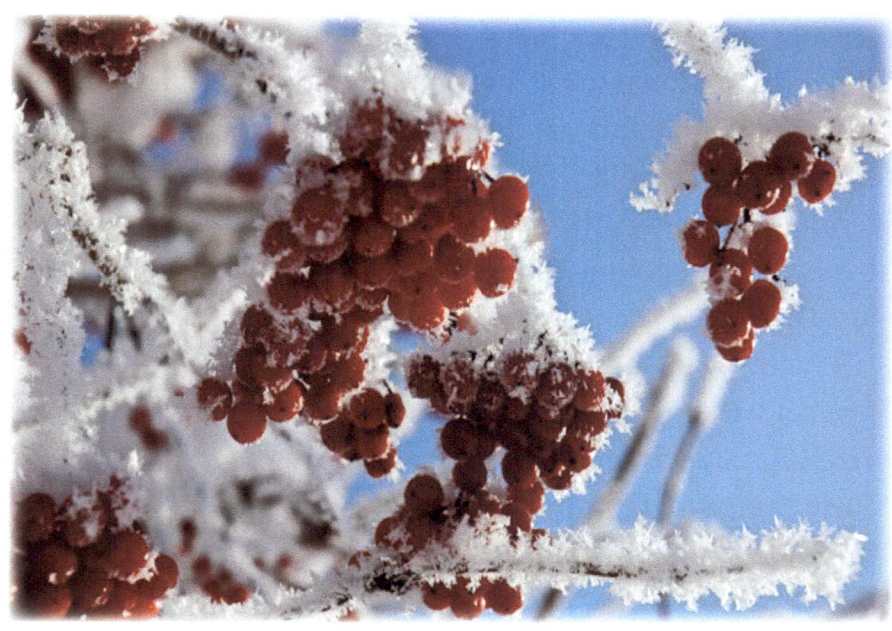

Massage anstatt Pillen gegen Erkältung

Biologisch aktive Punkte sind wie Tasten auf der Fernbedienung, die den gesamten Körper steuern. Jedes Organ hat mehrere solcher Projektionspunkte.

Während des Aufpralls auf diese Punkte tritt eine Reizung ihrer Rezeptoren auf, deren Impulse gleichzeitig zum Gehirn und Rückenmark gelangen; und von dort aus kommt bereits der Befehl, sich der Arbeit verschiedener Organe anzuschließen.

So lässt Akupressur das erkrankte Organ erholen, erhöht die Durchblutung darin, erhöht die schützenden Eigenschaften der Membranen des Nasenrachenraums, des Kehlkopfes, der Luftröhre und der Bronchien.

Darüber hinaus beginnt der Körper unter dem Einfluss der Massage, seine eigenen Medikamente (zum Beispiel Interferon) zu produzieren, die sehr oft viel effektiver und sicherer sind als Tabletten.

Und es ist unmöglich, einen Fehler bei der Akupressur zu machen: Selbst wenn Sie das Ziel nicht genau getroffen haben, wird es keinen Schaden geben – nur die Wirksamkeit wird etwas geringer sein.

10 Regeln der Massage

1. Zur Vorbeugung wird Akupressur zwei Mal täglich durchgeführt – morgens und abends.
2. Beginnen Sie bei den ersten Symptomen alle drei Stunden mit einer Massage.

3. Drücken Sie morgens stärker, um das erkrankte Organ zu aktivieren.

4. Machen Sie vor dem Schlafengehen leichte Bewegungen.

5. Die Massage erfolgt mit warmen Händen. Reiben Sie sich Ihre Handfläche und drücken Sie Ihren Daumen auf die Mitte der Handfläche jeder Hand, um die Durchblutung zu aktivieren.

6. Niemals trocken massieren: Verwenden Sie nicht reduziertes Aromaöl für den Körper und bereiten Sie eine Mischung aus Öl mit einer Basis für das Gesicht vor (15 Tropfen ätherisches Öl pro 30 Milliliter Grundöl). Nehmen Sie als Grundlage Oliven-, Pflanzen- oder Mandelöl.

7. Massieren Sie jeden Punkt mit der Spitze Ihres Zeige- oder Mittelfingers und kleine Punkte mit einem geschärften Gegenstand.

Drücken Sie auf die Haut im Bereich des gewünschten Punktes, bis leichte Schmerzen erscheinen. Machen Sie dann 30 Drehbewegungen im Uhrzeigersinn und 30 entgegen dem Uhrzeigersinn.

8. Die Dauer der Einwirkung auf jeden Punkt beträgt mindestens 20 Sekunden.

9. Massieren Sie niemals gepaarte Organe alleine.

10. Nach der Massage sollen Sie sich unbedingt 20-30 Minuten ausruhen.

ACHTUNG: Akupressur ist kontraindiziert, wenn sich Pusteln, Muttermale, Warzen, Neoplasmen in den Massagezonen befinden; sowie bei erhöhter Temperatur.

Stirn und Nase

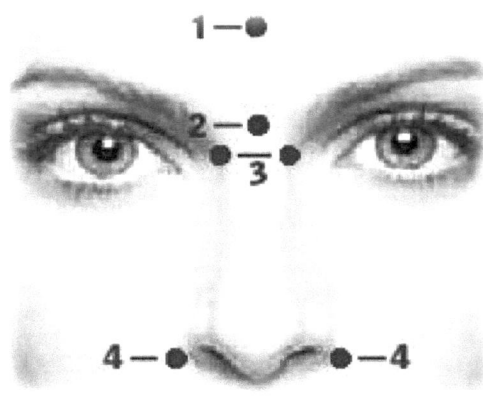

Verstopfte und laufende Nase werden durch Massage mehrerer Punkte beseitigt.

Beginnen Sie die Massage vom Punkt 1 (siehe Abbildung) in der Mitte der Stirn, dann Massagepunkt 2, der sich über dem Nasenrücken befindet – zwischen den Augenbrauen. Als nächstes fahren Sie mit dem gepaarten Punkt 3 fort, der mit der Schleimhaut des Siebbeins der Nasenhöhle und der Stirnhöhlen verbunden ist.

Die Massage dieses Punktes verbessert die Durchblutung der Schleimhaut der oberen Teile der Höhle und der frontalen Teile des Gehirns.

Beenden Sie die Massage mit Punkt 4, der mit dem Vorder- und Zwischenlappen der Hypophyse verbunden ist. Die Massage dieses Punktes verbessert die Blutversorgung der Nasenschleimhaut, der Nebenhöhlen und vor allem der Hypophyse.

Das Atmen durch die Nase wird frei, die laufende Nase hört auf.

Ohren

Viele Ärzte, die Akupunktur anwenden, glauben, dass es die Ohren sind, die der Spiegel der Gesundheit sind. Es ist bequemer, sie parallel mit zwei Händen zu massieren.

Zuerst die gesamte Ohrmuschel mit sanften Bewegungen massieren. Die Bewegungsrichtung kann beliebig sein.

Nachdem Sie die Blutzufuhr stimuliert haben, fahren Sie mit der Massage fort. Wenn Sie erschöpft sind, fangen Sie an, Ohrläppchen und Knorpelanteil der Ohrmuschel zu massieren.

Wenn Sie unter Schmerzen leiden (Hals, Ohren, Kopf), finden Sie den Punkt der Anästhesie: „Falten" Sie die Ohrmuschel vertikal, als ob Sie sie zuschlagen würden.
An der Oberseite der Falte ist der gewünschte Punkt. Die innere Ohrmuschel ist für die Lunge verantwortlich und muss beim Husten eingewirkt werden.

Wenn Sie die Knorpelanteile der Ohrmuschel drücken, aktivieren Sie die Arbeit des Halses und des Kehlkopfes, und wenn Sie den Punkt in der Mitte des Ohrläppchens massieren, können Sie die Konjunktivitis loswerden.
Denken Sie daran, dass die Punkte der Ohrmuschel wirklich Punktmaße haben –nicht mehr als 1-2 mm.
Verwenden Sie daher für die Massage einen Zahnstocher oder ein geschärftes Streichholz.

Hals

Es gibt nicht viele Punkte am Hals, aber dafür diejenigen, die bei der Behandlung von Influenza und Erkrankungen der HNO-Organe sehr wichtig sind.

Punkt 1 (siehe Abbildung) erhöht die schützenden Eigenschaften der Schleimhaut des Rachens und des Kehlkopfes.

Massage dieses Punktes verbessert die Durchblutung, den Stoffwechsel und die Produktion von Hormonen.

Punkt 2 ist mit der Schleimhaut der Hinterwand des Rachens und des Kehlkopfes verbunden.

Massage dieses Punktes aktiviert den Schleimausfluss.

Punkt 3 befindet sich im Bereich des 7. Hals- und des 1. Brustwirbels.

Es ist mit der Schleimhaut der Luftröhre, des Rachens, der Speiseröhre und vor allem - mit dem Nervenknoten des Sonnengeflechts verbunden.

Massage dieses Punktes trägt zur Normalisierung der Aktivität von Blutgefäßen, Herz, Bronchien und der Lunge bei.

Brust

Brustmassage ist am effektivsten bei Husten.

Punkt 1 (siehe Abbildung) ist mit der Schleimhaut der Luftröhre, den Bronchien sowie mit dem Knochenmark verbunden.

Bei der Massage dieses Punktes nimmt der Husten ab, Blutbildung und Immunität
werden gestärkt. Punkt 2 ist mit der Schleimhaut der

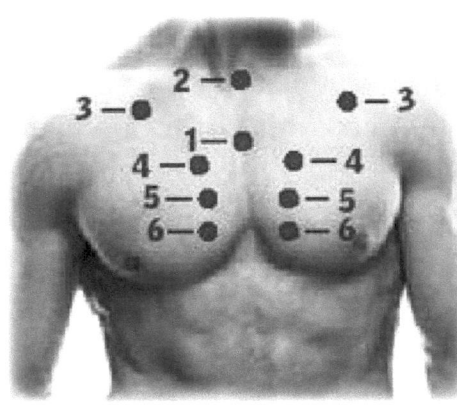

unteren Bereiche des Rachens sowie der Thymusdrüse verbunden, welche die Immunfunktionen des Körpers reguliert.

Die Massage des Paares Punkt 3 wird während des Auftretens von Husten, einer Entzündung der Luftröhre, des Rachens und bei Atembeschwerden durchgeführt.

Es ist notwendig, die Brustmassage mit drei gepaarten Punkten (4-6) zu vervollständigen, die für die Drainage der Bronchien und Lungen verantwortlich sind und ihre Reinigung stimulieren.

Hände

Finger und Handflächen sind ein beliebtes Werkzeug der südkoreanischen Behandlungsmethode Su Jok.

Deren Gründer glaubten, dass der Daumen eine Projektion des Kopfes ist.

Er hat Punkte, die für Nase, Augen, Ohren, Hals, Luftröhre verantwortlich sind.

Übereinstimmungspunkte mit den Organen sind leicht zu finden: Nehmen Sie einen Bleistift oder einen anderen spitzen Gegenstand mit einem Durchmesser von nicht mehr als 2 mm und drücken Sie auf den Ballen des Daumens.

Die Punkte, an denen der Schmerz zunehmen wird, sind die Projektionspunkte von erkrankten Organen.
Nehmen Sie nun das gleiche Objekt und drücken Sie rhythmisch auf diese Punkte.

Dann nehmen Sie Buchweizen, tragen Sie ein Korn auf die schmerzhaftesten Stellen auf und versiegeln Sie diese mit einem Pflaster.
Lassen Sie diese Kompresse über Nacht. Wenn Sie von einem Husten gequält werden, kann es auch nützlich sein, den Meridian der Lunge zu beherrschen.

Dies ist die Linie, die von der Nagelplatte des Daumens bis zum Handgelenk reicht.
Finden Sie in ähnlicher Weise die schmerzhaftesten Punkte auf diesem Meridian und massieren Sie sie gründlich.

Und wenn Sie von einer laufenden Nase überwältigt werden, finden Sie den Punkt zwischen Daumen und Zeigefinger an der Außenseite der Hände.

Füße

An den Füßen gibt es viele aktive Punkte, einschließlich derer, die für die Lunge, Bronchien und die HNO-Organe verantwortlich sind.

Punkt 1 hilft bei irritierendem, trockenem Husten. Punkt 2 ist die Projektion der Lunge, Punkt 3 sind die Ohren.

Und Punkt 4 ist verantwortlich für den Thymus, der an der Bildung von Immunität beteiligt ist.

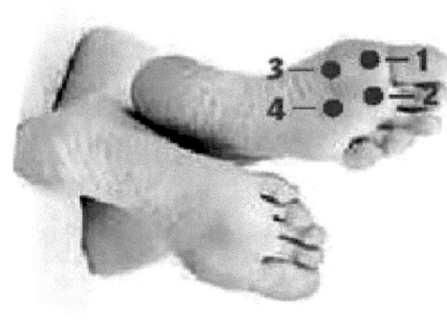

Daher ist das Massieren dieses Punktes bei Viruserkrankungen nützlich.

Vor der Massage müssen Sie ein paar Minuten barfuß gehen und Ihre Füße aufwärmen: sich auf Zehen aufstemmen, trampeln.

Dann ist es nützlich, ein warmes Fußbad zu nehmen, vorzugsweise mit dem Zusatz vom Meersalz. Und erst dann mit der Massage fortfahren.

Aber denken Sie daran: Sie müssen stärker auf die Füße drücken als auf die Hände, das Gesicht oder die Brust.

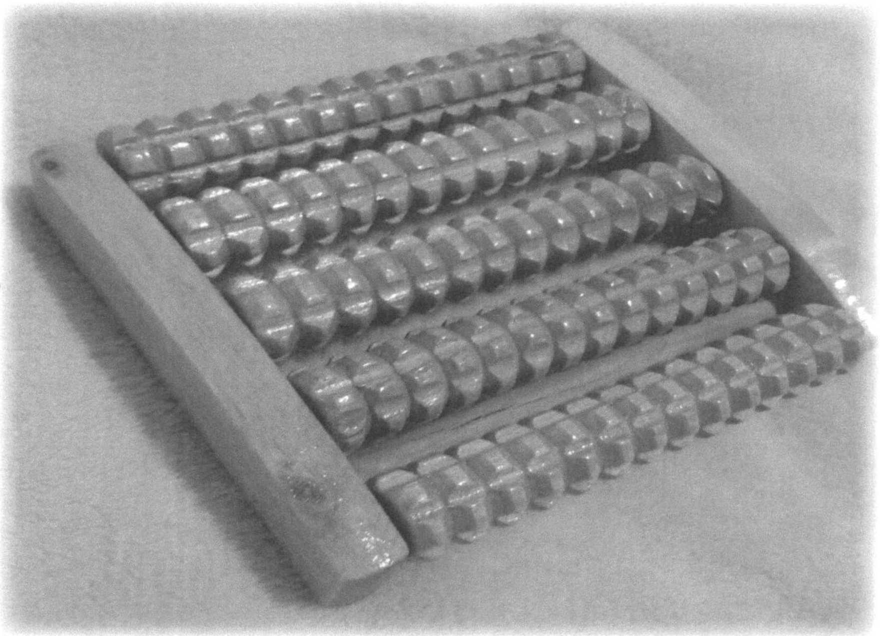

Homöopathie
und Coronavirus-Infektion Covid-19

Die Homöopathie tötet weder das „böse" Bakterium noch dieses unheimliche Virus. Homöopathische Mittel haben keine „entzündungshemmende" oder „fiebersenkende" Wirkung, sättigen das Blut nicht mit Sauerstoff, blockieren keine Zytokine oder freie Radikale. Bei der Homöopathie geht es überhaupt nicht darum. Sie wirkt irgendwie auf all dies während der Krankheit oder vorbeugend ein und der gebrechliche Zustand schwindet wie von selbst dahin.

Homöopathisches Mittel als talentierter Dirigent – kein Musikinstrument in den Händen, außer seinem kaum wahrnehmbaren Zauberstab, mit dem er winkt. Und lässt trotzdem das Orchester, das plötzlich alle Klänge in das „Chaos eines Zytokinsturms" mischte, allmählich wieder eine schöne Melodie von Leben und Gesundheit spielen.

Keine Arzneimittel wie Tocilizumab oder Favipiravir sind dazu in der Lage. Und Homöopathie ist in der Lage (wenn das Medikament natürlich richtig und pünktlich verschrieben wird!) jene vielleicht kaum wahrnehmbaren Prozesse im pathologischen Bild der Krankheit zu identifizieren, die in seinem Embryo sofort beseitigt werden müssen und diejenigen, die das Immunsystem sofort stärken können.

Es scheint, dass sie fähig ist, diese Prozesse schon lange vor der Katastrophe „auszuleuchten", ohne sich direkt einzumischen und ohne unnötige Beeinträchtigung des Gesundheitszustandes des Menschen. Homöopathie ist als staatsmedizinisch anerkannt, vielleicht nur in Indien. In anderen Ländern steht es am Rande der Aufmerksamkeit der offiziellen Medizin und wird bestenfalls einfach ignoriert.

Ärzte auf der ganzen Welt bekämpfen die Pandemie mit den Mitteln, die ihnen beigebracht wurden. Wissenschaftler diskutieren verzweifelt, ob das Risiko gerechtfertigt ist, wenn Chloroquin oder Tocilizumab einzeln oder zusammen mit Kortikosteroiden verschrieben werden, ob der Patient intubiert werden soll oder seine Kräfte noch ausreichen, das Siechtum selbst zu bewältigen.

Beamte entscheiden, wie viele zusätzliche Beatmungsgeräte gekauft, wie lange die Arbeitnehmer von ihren Arbeitsstellen ferngehalten, Großstädte und Gemeinden blockiert werden müssen... Es gibt nur sehr wenige homöopathische Ärzte. Bei Symptomen, die einer Corona-Virus-Infektion ähneln, werden sie nur von denjenigen angesprochen, die bereits eine positive Behandlungserfahrung gemacht haben oder das Glück hatten, schon zuvor mit der Homöopathie vertraut zu sein.

Und es scheint unwahrscheinlich zu sein, dass die Mehrheit der Patienten sich vor und nach der Behandlung in Laboren auf COVID-19 testen lassen würde. Inwieweit solche Tests angesichts des geringen Prozentsatzes der Zuverlässigkeit generell notwendig sind, ist eine offene

Frage. Nur eine Computertomographie der Lunge kann die Ergebnisse der Behandlung zuverlässig diagnostizieren und bestimmen.

Es ist sehr schwer zu glauben, dass jemand aus der offiziellen Medizin öffentlich zugibt, dass er irgendwann auf die Hilfe homöopathischer Ärzte zurückgegriffen hat oder bereit ist, darauf zurückzugreifen. Wenn dies geschieht, dann ist es nur im sehr späten Stadium der Krankheit, wenn fast nichts getan werden kann.

Leider beginnen hier die meisten Krankengeschichten homöopathischer Ärzte – sie haben mit vielen vernachlässigten Patientenbeschwerden nach einer langen und erfolglosen Behandlung durch verschiedene Fachärzte zu tun, die die Problematik nur aus der Perspektive ihres engen Fachgebietes kennen.

Es muss jedoch zugeben werden, dass eine große Anzahl von Allopathen in persönlichen Kontakten homöopathischen Behandlungsmethoden zustimmen und diese unterstützen würden. Viele von ihnen werden dies nicht öffentlich bekannt geben, aber da sie gebildet sind und sich des Niveaus und der Behandlungsmethoden in der modernen Medizin bewusst sind, schicken sie ihre Angehörigen zunehmend zu homöopathischen Ärzten, lange vor den kritischen Stadien.

Es wäre gut, während dieser Pandemie Patienten zu haben, die sich an die homöopathischen Ärzte wenden, bevor die Frage über eine mechanische Beatmung gestellt wird.

Die beste homöopathische Behandlung des Coronavirus basiert auf dem Prinzip, dass ein Arzneimittel in einem bestimmten Zustand heilend ist, wenn es ähnliche Anzeichen und Symptome während der Erprobung (proving) bei gesunden Freiwilligen (meistens sind es die Ärzte selbst) verursachen kann.

Im Falle von Epidemien kann das bewährte Arzneimittel Genus Epidemicus der von dieser Epidemie betroffenen Bevölkerung verschrieben werden. Genus Epidemicus ändert sich von Jahr zu Jahr, wenn sich auch die Symptome ändern. Nicht nur die Symptome, sondern auch die Abfolge und Intensität bestimmter Symptome können auf ein anderes Medikament hinweisen.

Basierend auf den bisher durchgeführten epidemiologischen und klinischen Studien, kann dieses homöopathisches Mittel die folgenden Symptome abdecken:
- Fieber;
- Kältegefühl;
- trockener Husten;
- Lungenentzündung;
- Atemnot und Kurzatmigkeit;
- Brustschmerzen.

Das Medikament, das die ersten Symptome besser abdeckt, ist **Bryonia alba**, und dieses Medikament wirkt auch als Prophylaxe.

Das homöopathische Mittel Bryonia hat auch eine heilsame Wirkung auf die Erkrankten während des Wetterübergangs nach dem Winter, wenn die Tage warm und die Nächte kalt sind.

Das Mittel, das spätere Symptome am besten abdeckt, ist **Lycopodium**, und es kann erwartet werden, dass es der überwiegenden Mehrheit der Menschen hilft, bei denen eine Lungenentzündung entfacht.
Lycopodium ergänzt auch Bryonia (Druglikeness).

(Dr. Manish Bhathia, ein führender homöopathischer Arzt aus Indien)

Akonit

Die Pflanze Akonit (Eisenhut, Sturmhut, Wolfswurz) gehört zur Familie der Hahnenfußgewächse. Dieser Rohstoff wird von homöopathischen Ärzten aktiv als Grundlage für die Herstellung von Arzneimitteln verwendet.
1805 begann der Begründer der Homöopathie Christian Friedrich Samuel Hahnemann (*1755; †1843), seine Patienten mit Akonit zu behandeln. Dieses homöopathische Mittel ist eines der wichtigsten und am weitesten verbreiteten.
Dieses Medikament ist beim schnellen Beginn der Erkältung nach Unterkühlung oder Aufenthalt an der frischen Luft, Zugluft, im Wind angezeigt.

Akonit ist das wichtigste Anti-Influenza-Mittel in der Homöopathie.

„Akonit" ist ein homöopathisches Mittel, das die Erkältungen bekämpft, die von ausgeprägten Symptomen begleitet werden.

Das Medikament bekämpft Entzündungsreaktionen, senkt die Körpertemperatur und ist ein wirksames Analgetikum.

Akonit beseitigt auch Angstzustände, senkt den Blutdruck, hemmt die Peristaltik. Indikationen zur Verwendung:
• Symptome akuter Atemwegsinfektionen
• Auftreten vom Schweren Akuten Respiratorischen Syndrom (SARS);
• Influenza;
• hohe Körpertemperatur;
• Bluthochdruck;
• Migräne, Kopfschmerzen;
• Angina und andere entzündliche Läsionen (Verletzungen) des Rachens;
• Bronchitis;
• Lungenentzündung;
• Laryngitis (Kehlkopfentzündung);
• laufende und verstopfte Nase;
• akute Otitis (Ohrenentzündung).

Die Verabreichung von Akonit soll zu Beginn der Krankheit für mehrere Stunden vor dem Auftreten von starkem Schwitzen durchgeführt werden.

Auch wenn die beschriebenen Symptome nicht durch eine Erkältung, sondern durch einige andere Krankheiten verursacht werden, ist die Einnahme von Akonit in jedem Fall nützlich.

Belladonna

Symptome für die Anwendung des homöopathischen Medikaments Belladonna sind wie folgt:
• plötzliches Auftreten einer Infektionskrankheit.
• Auftreten von Schwitzen und Rötung der Haut.
• Halsschmerzen, Schluckbeschwerden, rote Kehle, heisere Stimme.
• erhöhte Temperatur
• trockener krampfartiger Husten, besonders nachts.
• das Gesicht ist rot, die Pupillen sind erweitert.
• Pulsationsgefühl im Hinterkopf oder in den Schläfen.

Apis (Zubereitung auf Basis vom Bienengift)

Das Hauptsymptom, neben anderen typischen Erkältungssymptomen, ist eine Schwellung und eine Abnahme der Urinmenge.

Das Gesicht, die Augenlider, die Gelenke schwellen an, die Atmung ist schwierig, in einigen Fällen wird Kurzatmigkeit beobachtet; vorübergehend auftretendes Schwitzen nur in bestimmten Teilen des Körper.

Toilettengänge werden seltener, Flüssigkeit verweilt im Körper, die Temperatur ist hoch, aber Durst fehlt, auch

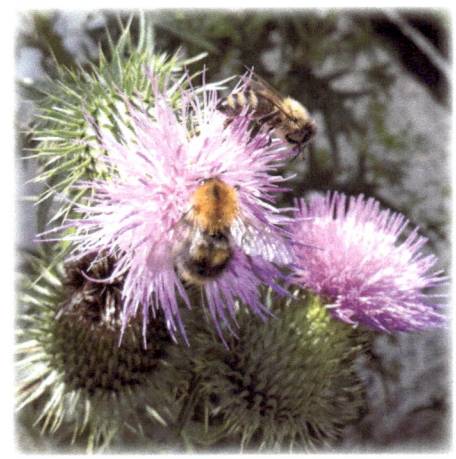

wenn der Erkrankte stark zu schwitzen beginnt. Die Symptome ähneln dem Zustand einer Person nach einem Bienenstich.

Akonit, Apis und Belladonna werden bei akuten Ausbrüchen der Krankheit, bei Rötung und hoher Temperatur verwendet. Die Schlussfolgerung, die gemacht werden kann: Medikamente, die eindeutig und unbestreitbar bei akuten respiratorischen Syndromen helfen, gibt es tatsächlich nicht.

In den meisten Fällen ist der Körper jedoch in der Lage, Infektionen selbst zu bewältigen – geben Sie ihm einfach die Möglichkeit, dies bequem zu tun und verschwenden Sie keine Energie für unnötige Aktivitäten, zum Beispiel auf Reisen in die Apotheke. Und im Falle von Komplikationen – konsultieren Sie einen Arzt.

Ferrum phosphoricum

Ferrum phosphoricum wird beim schleppenden Beginn von Erkältungen verschrieben. Die Abwehrkräfte des Körpers werden langsam und nicht mit voller Kraft eingeschaltet. Dies ist typisch für Menschen mit verminderter Immunität. Solche Menschen haben oft Nasenbluten und Entzündungen des Mittelohrs.

Die Blässe des Gesichts wird durch Rötung ersetzt. Der Puls ist schwach und häufig. Nachts kommt es zu einer Verschlechterung des Gesundheitszustands, Schmerzen im entzündeten Ohr verstärken sich und pulsieren. In diesem Fall wird die Wange mit einem entzündeten Ohr mehr rot als eine gesunde.

Viele Leser können sich selbst oder ihre Angehörigen an diesen Symptomen erkennen. Allen Menschen mit geschwächter Immunität, insbesondere Kindern und älteren Menschen wird Ferrum phosphoricum bei der Behandlung von Erkältungen und Infektionskrankheiten angezeigt. Ferrum phosphoricum ist ein Eisenphosphat. Nach der homöopathischen Klassifikation gehört es zu den homöopathischen Mitteln, die der homöopathische Arzt und Begründer der „Biochemischen Heilweise" Wilhelm Heinrich Schüßler (*1821; †1898) eingeführt hat. Es kann bei Epidemien von Influenza und anderen Infektionskrankheiten als Prophylaxe eingenommen werden.

Einige Bemerkungen zu Regeln der Einnahme homöopathischer Mittel

x1, x2, xZ und 3 gelten in der homöopathischen Praxis als niedrige Verdünnungen; 6 und 12 als Mittelverdünnungen; 30 und höher als Hochverdünnungen. Einige Homöopathen bevorzugen sehr hohe Verdünnungen – bis zu 1000 und mehr. Die zur Anwendung empfohlene Dosis der homöopathischen Arzneimittel beträgt normalerweise 5-7 Tropfen oder 3-6 Globuli, die unter der Zunge zergehen lassen muss. In der homöopathischen Therapie ist die Wahl des Arzneimittels entscheidend, aber auch die Wahl der Verdünnung (Potenz) spielt eine wichtige Rolle.

In akuten Fällen, wenn der Arzt eine schnelle Wirkung erwartet, ist es vorzuziehen, niedrige Verdünnungen bei häufiger Einnahme (zum Beispiel jede Stunde), und bei chronischen Krankheiten – höhere Verdünnungen mit einer seltenen Einnahme (1-2 mal täglich, jeden zweiten Tag oder seltener) zu haben.

Mit der Verbesserung nimmt die Anzahl der Verabreichungen ab. Manchmal, mit der richtigen Wahl des Medikaments, folgt schon nach der ersten Dosis eine Besserung.

Häufige Wiederholung von Dosen und Wechsel der Medikation, insbesondere bei chronischen Formen der Krankheit, wird nicht empfohlen.

Es wird empfohlen, homöopathische Arzneimittel immer 30 Minuten vor oder eine Stunde nach einer Mahlzeit einzunehmen.

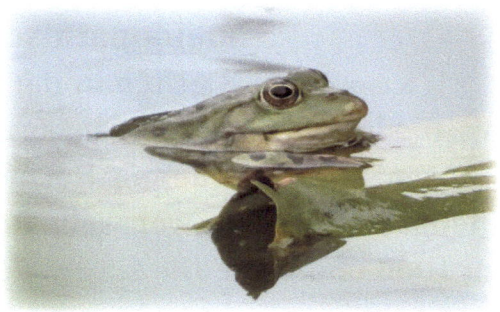

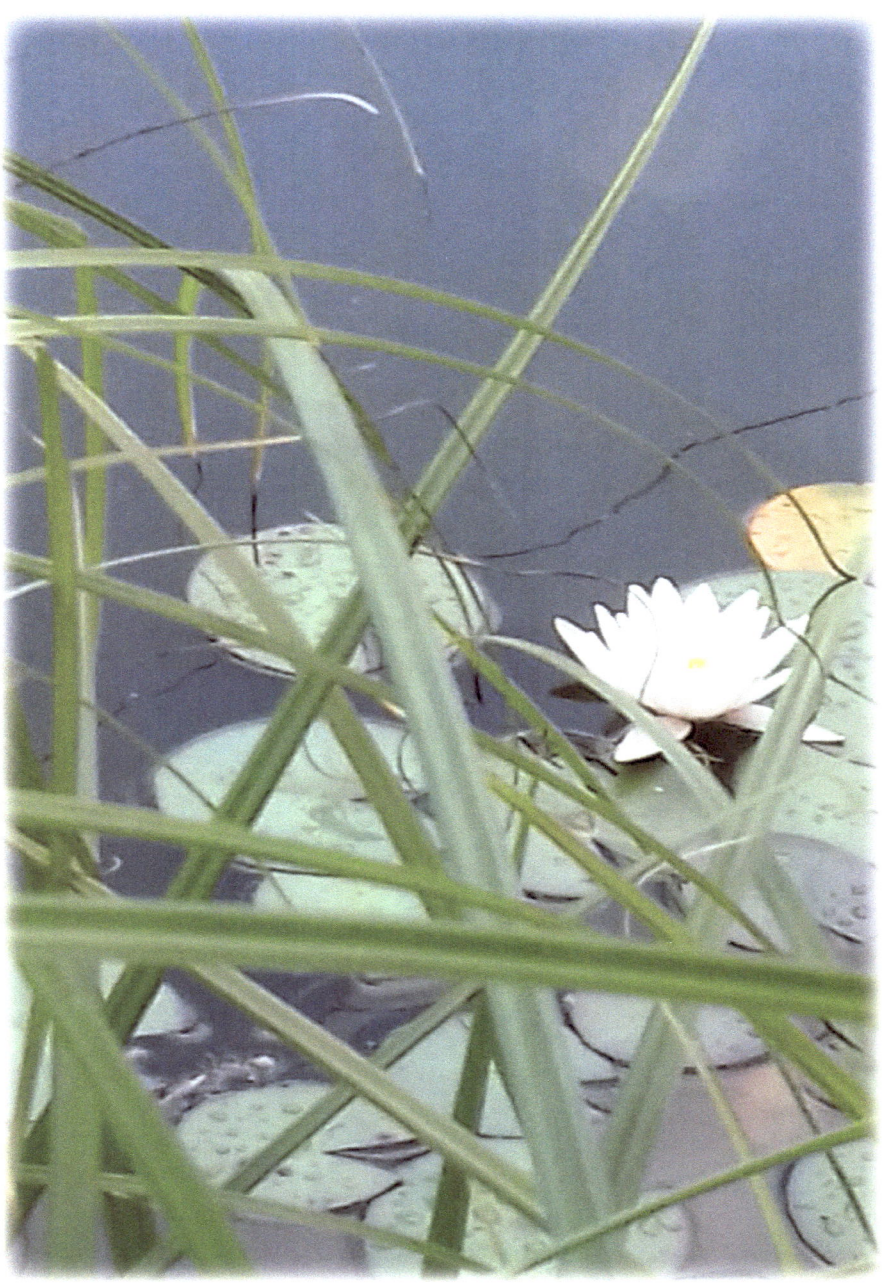

Reichtum ist viel,
Zufriedenheit ist mehr,
Gesundheit ist alles.

Fernöstliche Weisheit

Gesundheit bekommt man nicht im Handel,
sondern durch den Lebenswandel.

Sebastian Kneipp (1821–1897), bayerischer
römisch-katholischer Priester und Naturheilkundler)

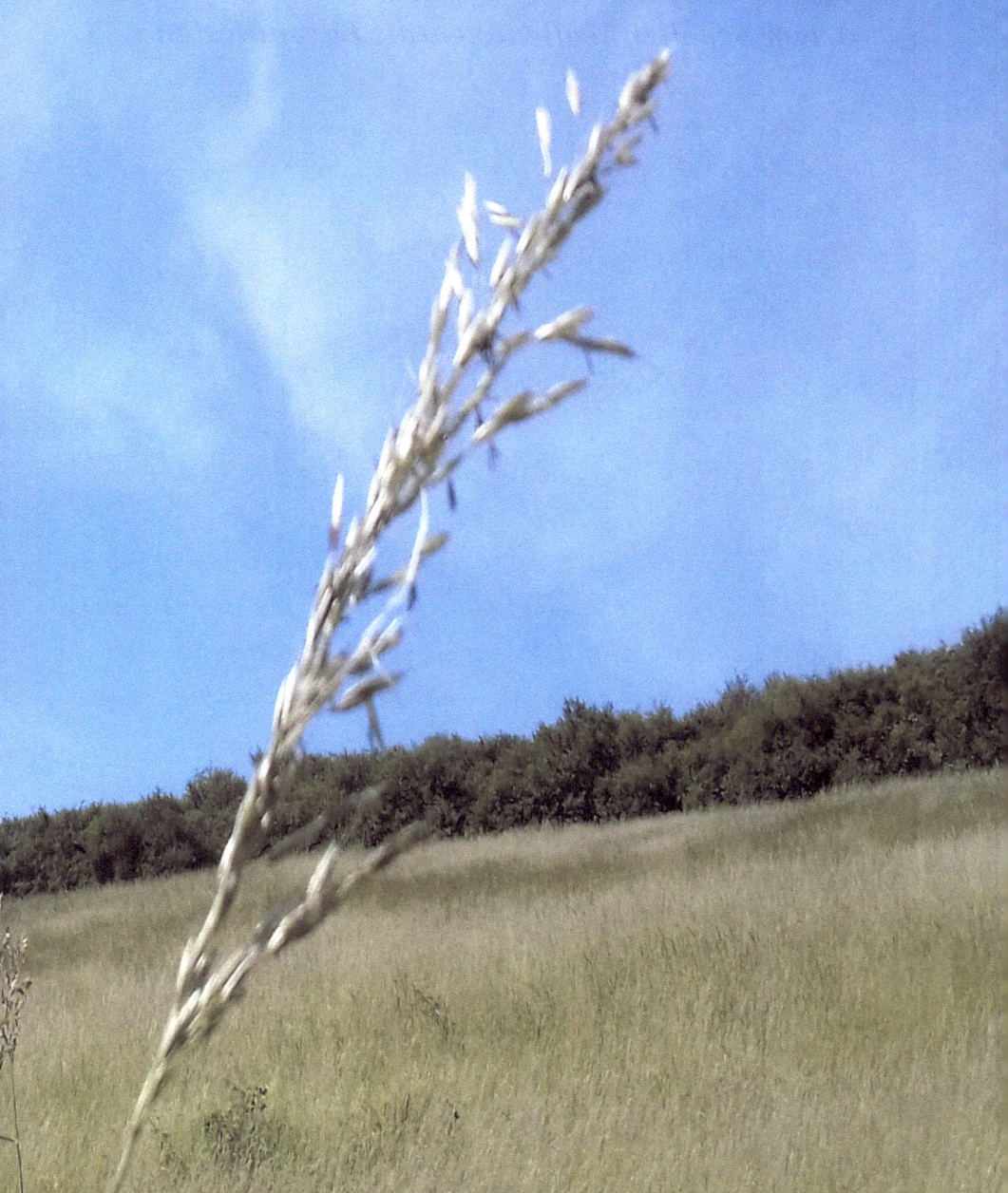

*Es ist förderlich für die Gesundheit –
deshalb beschließe ich, glücklich zu sein.*

Voltaire (1694–1778), französischer Philosoph
und Schriftsteller

Bezugsadresse: AFZ ETHNOS e.V.,
Bermesdickerstr. 9, 44357 Dortmund
Tel. +49 231/3173020
E-Mail: afz.ethnos@gmail.com

Herstellung und Verlag:
BoD- Books on Demand, Norderstedt

ISBN 978-3-75430-825-7